L. Eilertsen

Chirurgien dentiste de la Faculté de Médecine de Paris
Lauréat de l'École dentaire

Hygiène Comparée

DES

Substances plastiques employées comme bases en prothèse dentaire

PARIS
Imprimerie Joseph Téqui
10, Avenue du Maine
1905

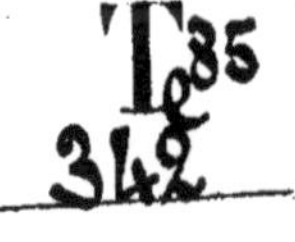

L. Eilertsen

Chirurgien dentiste de la Faculté de Médecine de Paris

Lauréat de l'École dentaire

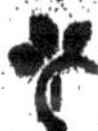

Hygiène Comparée

DES

Substances plastiques employées comme bases

en prothèse dentaire

PARIS

Imprimerie Joseph Téqui

10, Avenue du Maine

1905

HYGIÈNE COMPARÉE

des Substances plastiques employées comme Bases en prothèse dentaire

Ces substances plastiques sont des corps qui possèdent, dans certains états physiques, la propriété d'être assez malléables pour être coulés ou moulés sur le modèle dont ils épousent toutes les sinuosités ; puis qui durcissent et s'immobilisent dans leur forme acquise quand on fait cesser les conditions physiques qui les rendaient malléables, et ont, par suite, une adhérence parfaite avec les parties à recouvrir.

Les deux substances communément employées sont le *Celluloïd* et le caoutchouc (*Vulcanite*).

Le **Celluloïd**, dont l'utilisation comme base d'appareils dentaires remonte à 1868, est un composé de Nitrocellulose et de Camphre. En variant les proportions relatives de ces deux corps, on obtient différents degrés de plasticité et de solidité. Plus la proportion de camphre est grande, et plus le produit est élastique.

On trouve dans le commerce, le celluloïd pour dentiers soit demi-transparent, d'une couleur jaune ambré pâle ; soit opaque et coloré en rose imitant le ton de la gencive. Le premier ne contient pas de matières colorantes. Pour le colorer en rose, on y incorpore une matière colorante rose ou, le plus fréquemment, une couleur blanche que l'on rosit avec un colorant rouge.

Le celluloïd rose du commerce a, d'après M. Martinier, la formule suivante :

Pyroxyle.	100	parties soit	70,04 0/0
Camphre.	40	—	28,10
Oxyde de zinc. .	2	—	1,40
Vermillon. . . .	0,6	—	0,42

Un échantillon de celluloïd rose que nous avons fait analyser contenait par 100 grammes :

Nitrocellulose	70,45
Camphre	25 »
Oxyde de zinc	3,50
Vermillon	1,05

Le celluloïd est dur comme l'ivoire et souple comme la baleine. Il est mauvais conducteur de la chaleur, mais moins que le caoutchouc vulcanisé. Il est plus solide, se manipule plus facilement et possède aussi l'avantage d'une surface absolument polie. Sa qualité dominante est la légèreté ; sa densité est de 1,35 à 1,40.

Dans son traité de *Clinique de prothèse dentaire*, M. Martinier, directeur-adjoint de l'École dentaire de Paris, reconnaît comme avantages au celluloïd, sa légèreté excessive et sa solidité qui est remarquable bien qu'il soit très flexible et très dur, et sa coloration qui répond à celle des gencives naturelles et lui donne, surtout pour les dentiers complets, une supériorité très nette sur la vulcanite au point de vue de l'esthétique.

A côté de ces qualités évidentes, on a signalé un certain nombre d'inconvénients : les plaques en celluloïd ont une odeur de camphre qui persiste longtemps dans la bouche.

On peut, il est vrai, l'atténuer fortement en faisant subir à l'appareil un bain de 4 à 5 heures dans de l'acide phénique étendu de deux volumes d'eau. (D'ailleurs les patients se font généralement assez vite à cette odeur et, en dehors des porteurs de dentiers, il existe d'assez nombreux fumeurs de camphre se servant de ce produit comme antiseptique et l'on n'a jamais signalé chez eux d'inconvénient grave dû à ce corps, aux doses minimes où il est aspiré.)

Dans les dentiers en celluloïd, le camphre intimement mélangé à la nitrocellulose et sous forme de lame fortement comprimée, ne s'évapore ou ne se dissout que peu à peu et en proportions pondérales infimes. On a attribué au camphre l'altération du tissu dentaire provoqué par certains appareils en celluloïd, prenant point d'appui sur ces tissus. Nous croyons qu'il y a lieu de l'attribuer à de tout autres causes. Nous reviendrons d'ailleurs sur ce point.

On a fait observer aussi la décoloration des bases qui se produit dans un laps de temps variable de 3 à 5 ans, même dans les bouches où ne subsistent plus ni dents ni racines, et la teinte rouge sale qu'acquièrent parfois les dentiers.

C'est là un phénomène purement mécanique de sédimentation par dépôt de sucs ou débris alimentaires, vapeurs de nicotine chez les fumeurs, etc., dans les dentiers maintenus en état de propreté insuffisante. Il suffit, en effet, pour éviter cet inconvénient de laisser macérer le dentier assez fréquemment dans de l'eau oxygénée étendue ou mieux encore, pour éviter la réaction toujours acide de ce corps, dans une solution étendue d'*Abion* (perborate de soude) qui nous a donné de bons résultats.

On a reproché aussi aux dentiers en celluloïd la difficulté des réparations. Ce reproche est tout à fait injustifié, car nulle réparation n'est plus facile à faire et à maintenir solide. Il suffit de faire dissoudre un peu de celluloïd dans de l'acétone et de se servir de cette solution comme colle pour joindre deux morceaux brisés ou deux parties ajustées l'une contre l'autre ; et cette opération demande juste le temps de l'évaporation de l'acétone, liquide très volatil qui bout à 56°,3.

Certaines personnes craignent également l'inflammabilité possible d'un dentier placé dans la bouche au contact de la flamme d'une allumette ou d'une cigarette allumée. Ce danger est absolument illusoire et il est facile de le vérifier sur le dentier mouillé et enlevé de la bouche.

Enfin on a dit aussi que l'altération du celluloïd est très rapide dans les bouches contenant des racines, que leur contact l'attaque assez fortement et qu'à leur niveau, la plaque devient blanc grisâtre et finit par se percer.

Pour notre part, nous croyons qu'une partie des inconvénients signalés sont dus soit aux matières colorantes employées à donner au celluloïd la teinte rose, soit à des impuretés contenues dans certaines nitrocelluloses commerciales et particulièrement à leur acidité, par suite d'un lavage insuffisant, et à la présence de produits de nitration de résine ou de graisse qui imprégnent la fibre de coton qui doit en être soigneusement débarrassé avant ou après sa transformation en nitrocellulose ; enfin à l'emploi comme dissolvants, d'acétones impurs du commerce.

Impuretés de la Nitrocellulose. — La nitrocellulose est un éther nitrique ou plus exactement un mélange d'éthers nitriques de la cellulose. Le degré de nitration augmente avec la force de l'acide et le temps pendant lequel l'acide et la cellulose restent en présence ; aussi ce degré de nitration varie-t-il au point de produire de la cellulose tétranitrique renfermant seulement 7,65 0/0 d'azote jusqu'à la cellulose dodécanitrique qui en contient 14,14 0/0.

Ces diverses celluloses nitrées ne sauraient être employées indifféremment pour la préparation du celluloïd.

Le *fulmicoton*, appelé encore *Coton poudre* et *Pyroxyle*, correspond au maximum de nitration. C'est une trinitrocellulose renfermant de 12,75 à 13,47 0/0 d'azote. Il est *insoluble* dans l'*éther alcoolisé*.

Les Dinitrocelluloses encore appelées *Pyroxyline*, *colloxyline*, ont une composition voisine des celluloses ennéanitrique et octonitrique. Ces produits sont *solubles* dans l'éther alcoolisé. Cette solution porte le nom de *collodion*, d'où le nom de *Coton-collodion* donné généralement à ces nitrocelluloses renfermant de 11 à 12 0/0 d'azote.

Il existe d'autres produits inférieurs de nitration qui s'obtiennent par l'action de l'acide nitrique étendu et pendant 20 minutes au plus, sur la cellulose.

On ne peut les séparer du coton collodion car ils sont tous solubles dans l'éther alcoolisé, l'éther acétique, l'alcool méthylique, etc. Enfin, l'acétone et l'éther acétique ont une action dissolvante sur toutes les variétés de nitrocelluloses.

C'est le coton collodion seulement que l'on emploie pour la préparation du celluloïd de bonne qualité; mais l'obtention de corps répondant d'une façon précise à une des formules précitées ne peut être réalisée en fait, quel que soit d'ailleurs le degré de concentration de l'acide employé et la durée du temps de contact. Il se forme toujours simultanément des nitrocelluloses de nitrations différentes, si bien que le coton collodion commercial, *entièrement soluble dans l'éther alcoolisé*, ne renferme parfois que 8 à 9 0/0 d'azote, tandis que certains autres échantillons en contiennent jusqu'à 12,6.

Dans le traitement par l'éther alcoolisé, la présence d'insoluble décèle du coton poudre si la teneur en azote est très élevée et celle de coton n'ayant pas subi la nitration si cette teneur est basse ; la solubilité complète jointe à une teneur faible en azote, indique une nitration insuffisante et la présence de mononitrocelluloses.

Cette raison est une de celles qui ont fait que les fabricants ont pu éprouver des mécomptes par suite de la présence dans leur coton collodion des nitrocelluloses n'ayant pas les qualités plastiques recherchées.

Mais cette raison n'est pas la seule et n'est même pas la plus importante.

Les nitrocelluloses commerciales sont préparées parfois avec des cotons insuffisamment débarrassés des matières grasses et résineuses qui imprègnent la fibre végétale. Les produits de nitration de ces résines et de ces graisses provoquent l'altération facile et spontanée du coton nitré obtenu.

Cette altération se produit aussi sous l'influence d'une autre cause pouvant donner au dentiste de graves ennuis : c'est l'*acidité* que manifestent certains échantillons de nitrocelluloses.

Dans la préparation industrielle des fulmicotons, on a le plus grand soin, une fois la nitration terminée, d'enlever l'excès d'acides azotique et sulfurique qui les imprègnent, au moyen d'hydro-extracteurs; puis de laver à grande eau à froid le coton poudre ainsi essoré.

Dans la fabrication du celluloïd, le coton collodion, après l'élimination des dernières traces d'acide, est passé à la presse puis, encore humide, est additionné de camphre, travaillé à froid pendant 1 heure entre des cylindres de fer, puis entre des cylindres chauffés modérément à la vapeur; soumis à une pression hydraulique considérable, découpé en bandes d'épaisseur voulue, puis mis à dessécher entre 30 et et 40 degrés pendant plusieurs semaines jusqu'à dessication parfaite.

Malheureusement, dans le commerce, les nitrocelluloses *acides* ne sont pas rares, comme nous avons pu nous en convaincre expérimentalement, et l'on comprend sans peine outre l'altération rapide des dentiers, les inconvénients qui peuvent résulter de la mise en place dans la bouche de dentiers susceptibles de mettre en contact direct avec les muqueuses, des traces même faibles d'acides azotique et sulfurique.

Il est donc de toute nécessité pour le dentiste de s'assurer au préalable de la neutralité du celluloïd employé.

Impuretés de l'Acétone. — Une des causes qui ont retardé longtemps la vulgarisation des dentiers en celluloïd, malgré leurs grandes qualités, a été la difficulté où l'on était de faire leurs réparations, chose cependant des plus simples avec l'emploi de l'acétone. La réparation, comme nous l'avons déjà dit, se fait en quelques instants, elle n'est pas visible et peut durer indéfiniment.

Mais là encore, il faut se méfier des produits commerciaux vendus bon marché. Des analyses auxquelles nous avons fait procéder ont montré que certains de ces produits sont souillés d'impuretés nombreuses : eau, alcool méthylique, aldéhyde, *acide acétique*, produits pyrogénés brunissant par l'acide sulfurique, etc.

L'acidité notamment est à observer. L'un des produits que nous avons fait analyser renfermait par litre 1 gr. 25 d'acide acétique cristallisable.

Il ne faut employer que l'acétone purifié et neutre à la confection des dentiers et à leurs réparations.

Matières colorantes. — Enfin vient la question des matières colorantes destinées à donner aux dentiers une coloration semblable à celle des gencives naturelles. On a employé quelquefois des colorants solubles dans l'alcool ou des couleurs dérivées de l'aniline. Elles se conservent mal. La décoloration au moins superficielle des dentiers s'altère vite par suite de la dissolution des matières colorantes par des boissons alcooliques par exemple.

Le plus souvent, pour ne pas dire toujours, la coloration rose est due à un mélange d'oxyde de zinc et de vermillon (*sulfure de mercure*).

L'oxyde de zinc est un corps blanc, insipide et insoluble, quand il est anhydre et préparé par voie sèche, dans les liquides buccaux. Il suffit donc d'employer l'oxyde de zinc *sublimé* et *pur* pour n'avoir rien à redouter de ce colorant blanc ; mais nous ne croyons pas qu'il en soit de même du vermillon. Ce dernier n'est autre que du sulfure de mercure porphyrisé et, quoique insoluble et quoique non volatil à la température du corps, il peut n'être pas sans danger. Cette question nous a paru mériter d'éveiller sérieusement l'attention des dentistes au point de vue de l'hygiène de la bouche, mais comme elle acquiert une importance autrement plus grande dans les dentiers en caoutchouc que dans ceux en celluloïd (le caoutchouc rouge, renferme 60 fois plus de vermillon que le même dentier en celluloïd) nous aborderons plus à fond ce point particulier, après l'étude générale des dentiers en caoutchouc.

Le **Caoutchouc** est la matière plastique la plus anciennement employée et c'est encore actuellement de beaucoup la plus usitée comme base en prothèse dentaire, malgré ses nombreux inconvénients.

Pour l'usage dentaire, le caoutchouc est réduit en pâte à l'aide de naphte ou de térébenthine ou d'un mélange des deux. Dans cette pâte claire, on incorpore du soufre dans la proportion de 5 à 30 pour cent, suivant les diverses espèces de produit vulcanisé que l'on veut obtenir.

Le meilleur est le caoutchouc brun foncé qui est un mélange de caoutchouc pur avec 6 0/0 de soufre. D'ailleurs plus le caoutchouc se rapproche de sa teinte naturelle brun noir, plus il offre de légèreté, d'élasticité et de solidité. Seulement cette couleur foncée est peu esthétique et se prête mal à toutes les applications.

L'appareil en vulcanite doit tenir par son adaptation parfaite à la muqueuse ; mais parfois ce moyen ne suffit pas.

On entoure alors d'anneaux en vulcanite les dents restantes (à moins qu'on utilise l'or de préférence) ; différents caoutchoucs entrent dans la composition des pièces en vulcanite : la base est faite ordinairement en caoutchouc rouge foncé : on emploie parfois, pour cette partie, du caoutchouc brun ou noir à la fois plus léger et plus solide et que l'on peut recouvrir au besoin de caoutchouc rose ; les gencives sont composées de caoutchouc rose qui se rapproche plus de la couleur de la muqueuse gingivale ; les talons des dents, s'il y en a, et les espaces interdentaires reçoivent du caoutchouc blanc de même que les crochets, s'ils sont antérieurs et visibles ; tandis que, s'ils sont postérieurs et peu visibles, on les fabrique avec du caoutchouc rouge, plus solide.

Les substances employées à la coloration du caoutchouc sont le vermillon (rouge), le sulfure de cadmium (jaune) et l'oxyde de zinc (blanc).

Au point de vue des qualités des caoutchoucs colorés, le caoutchouc rouge foncé est le meilleur et le rose clair le plus défectueux.

Harris et Austen (*Traité de l'art du dentiste*) le confirment en disant que la vulcanite dentaire est mélangée à du vermillon qui lui donne une couleur plus acceptable que le brun foncé du caoutchouc vulcanisé simple ; mais caoutchouc, soufre et vermillon sont 3 corps opaques et l'on ne peut d'aucune manière en les combinant avec d'autres substances leur donner une ressemblance avec la gencive naturelle. L'incorporation de ces substances colorantes n'a d'autre effet que *d'altérer sérieusement la solidité du dentier*. D'après M. Widman, 2 parties de caoutchouc et 1 de soufre forment le composé le plus solide et de toutes les substances pouvant modifier la couleur, le vermillon est le meilleur. Il résiste à la chaleur et à l'action du soufre et l'intensité de sa couleur combat le mieux celle du caoutchouc. Comme sulfure, il paraît affaiblir la texture du caoutchouc beaucoup moins que n'importe quelle autre substance ; cependant il amène une diminution de solidité proportionnelle à la quantité que l'on en met. Le caoutchouc rouge anglais foncé et celui de la Compagnie américaine du caoutchouc durci contiennent en poids 2 parties de vulcanite et 1 de vermillon. Il n'y a pas de meilleure variété de vulcanite rouge depuis qu'on en prépare. Aux caoutchoucs rouges ou bruns on ajoute de l'oxyde de zinc ou de l'argile blanche en proportions de 20 à 57 0/0 pour produire le caoutchouc blanc, grisâtre ou rose. Le caoutchouc rose d'Ash et Sons contient du caoutchouc, du soufre et du vermillon en mêmes proportions que le rouge foncé anglais et, en plus, un quart de son poids d'oxyde de zinc pour éclaircir la couleur.

Si certains considèrent la vulcanite comme exempte de tout danger à cause de son imperméabilité aux liquides et son insolubilité, il n'est pas douteux — et tout le monde est obligé de le reconnaître — que les dentiers en vulcanite présentent de nombreux inconvénients.

Nous les résumerons sommairement, d'après l'ouvrage de M. Martinier.

1° Cette matière produit sur la muqueuse une sensation de brûlure ou de chaleur très désagréable, ainsi qu'un état spongieux permanent des gencives.

2° Elle exige pour le nettoyage des sécrétions muqueuses qui s'accumulent à la surface, plus de soins que les patients n'ont l'habitude d'en prendre ; de là aussi la répugnance qu'inspire son usage.

3° Elle doit, pour être solide, avoir une épaisseur qui peut gêner et altérer la netteté de la prononciation.

4° Les pièces de vulcanite deviennent cassantes en peu d'années, surtout quand elles ont subi une ou plusieurs réparations.

5° Il est difficile de les réparer en leur conservant leur solidité primitive.

Au point de vue de l'hygiène des porteurs de dentiers, on constate souvent chez des personnes munies d'appareils en vulcanite, une hypérémie des tissus sur lesquels reposent ces appareils. Le caoutchouc vulcanisé a été accusé d'être l'auteur de ces troubles locaux, et en 1893, au Congrès de Chicago, M. Finley-Hunt, de Washington, a décrit un état pathologique de la muqueuse buccale auquel les Américains ont donné le nom de *Maladie du caoutchouc*. Les symptômes principaux sont l'irritation, l'inflammation et la formation de granulations ayant l'aspect d'une masse rouge spongieuse. Des complications peuvent survenir : suppuration et extension de l'inflammation au pharynx et au larynx.

La nocivité du caoutchouc sur certaines muqueuses palatines et gingivales est hors de doute... M. Martinier l'attribue à une certaine rugosité de la face palatine des appareils en vulcanite, *aux matières colorantes qui entrent dans sa composition*, au défaut de propreté de la part de certains patients qui laisse fermenter sous l'appareil des débris alimentaires ; enfin au manque de conductibilité du caoutchouc : aussi son emploi doit-il dépendre des indications fournies par la bouche : d'une façon générale, pour M. Martinier, il y aura contre-indication *à son emploi seul* dans toutes les bouches où les muqueuses ne seront pas dans un état de santé parfaite.

Nous voici amené à examiner de près la question controversée de la nocivité ou de l'innocuité du vermillon qui dans le caoutchouc rouge constitue le tiers en poids de la matière totale.

Harris et Austen se prononcent nettement pour la négative. « Les dentistes se prononcent en faveur de la vulcanite brune, non par l'*idée absurde* que le vermillon a une action nuisible, mais à cause de sa légèreté et de sa solidité incomparable. Le vermillon combiné au caoutchouc ne produit aucun effet fâcheux. La sensation de chaleur qu'il provoque dans la bouche est due plutôt *à une action électrique*, le caoutchouc étant un corps très électro-négatif.

« Le sulfure de mercure est, d'après Orfila, un médicament inerte quand il est pur. Même s'il contient de l'arsenic et du plomb, il serait encore inoffensif quand il est revêtu d'une couche insoluble de caoutchouc. Un morceau de vulcanite est imperméable aux liquides de la bouche ; aucune partie de cette substance ne peut donc être dissoute ni introduite dans l'estomac. Si donc il survient une action délétère, cet acte doit provenir de particules très ténues enlevées à la surface linguale de la pièce près des dents, là où viennent frapper les croûtes de pain et autres particules dures des aliments.

« Les caoutchoucs blancs, gris et roses contiennent une si grande proportion de substances étrangères qu'ils s'érodent facilement ; mais quand il s'agit du caoutchouc rouge pur, il ne pénètre dans l'estomac que des quantités infiniment petites de vulcanite dont 1/3 est du vermillon *inerte* contenant peut-être 3 0/0 d'arsenic et encore cette dernière substance est-elle recouverte d'une couche de caoutchouc insoluble dans l'eau, l'alcool, les alcalis et les acides faibles. D'après Johnston et Mayer, on n'a jamais trouvé de mercure libre, visible au microscope, dans le caoutchouc au vermillon. »

Tous les traités de thérapeutique indiquent le cinabre comme un médicament — aujourd'hui inusité — très peu actif, ayant pu être administré sans danger à la dose de 0 gr. 50 et même de 1 gramme par jour.

Il offre à l'action des réactifs une résistance considérable : l'acide azotique et l'acide chlorhydrique ne l'attaquent pas isolément. Leur mélange ou eau régale est son meilleur dissolvant. L'acide sulfurique l'attaque à chaud ; à chaud également, le carbone, l'hydrogène, les alcalis, les carbonates alcalins et un certain nombre d'oxydes le réduisent.

Le chlore, le brome et l'iode l'attaquent à froid et M. Bruhat a pu constater que l'eau iodée l'attaque assez énergiquement même à froid et associé au caoutchouc dans la vulcanite.

D'autre part, les ordonnances de police concernant la coloration des matières alimentaires et les papiers colorés servant à les envelopper, proscrivent formellement le cinabre et le vermillon.

C'est ainsi que l'ordonnance du 8 juin 1881, puis celle du 3 juillet 1883 et du 21 mai 1885, considérant que de *graves accidents* sont résultés de l'emploi de substances vénéneuses pour colorer les liqueurs, sucreries, etc., et ont été également causés par des papiers colorés avec des substances *toxiques* et servant à envelopper des substances alimentaires, défend expressément aux confiseurs, distillateurs, épiciers et à tous marchands en général d'employer à cette coloration un certain nombre de couleurs minérales et organiques, et parmi elles, figure d'une façon précise le sulfure de mercure ou *vermillon*.

Ces arrêtés ont été pris à la suite de circulaires ministérielles provoquées par une délibération du *Comité consultatif d'hygiène publique de France* chargé d'arrêter une nomenclature précise et complète indiquant les substances *nocives* qui ne peuvent entrer dans la coloration des produits alimentaires et du papier servant à les envelopper.

Contrairement à l'opinion d'Orfila et à la thèse de Harris et Austen, le Comité consultatif d'hygiène publique de France ne considère pas le sulfure de mercure comme un produit inerte et inoffensif, mais le regarde comme toxique et capable de causer de graves accidents.

Son emploi dans les dentiers où il demeure en permanence dans la bouche ne paraîtrait donc pas précisément indiqué, d'autant plus que, comme le reconnaît M. Harris, des parcelles provenant de l'usure des dentiers peuvent être entraînées dans l'organisme. Il faut faire observer cependant que si les hygiénistes français considèrent le sulfure de mercure comme toxique et capable de provoquer des accidents au point que ce produit est prohibé en France non seulement pour la coloration des matières alimentaires mais encore pour celle des jouets d'enfants (sauf pour les articles en fer estampé et les ballons en caoutchouc, au même titre que la céruse et le chromate de plomb, à condition que ces couleurs soient fixées à l'aide d'un vernis gras, et là encore exception est faite pour les poupées en caoutchouc où les prescriptions de l'arrêté de 1878 restent en vigueur); si, dis-je, le cinabre et le vermillon sont prohibés en France, il n'en est pas de même en Allemagne où l'ordonnance du 1er mai 1882 concernant l'emploi des matières vénéneuses pour la coloration des matières alimentaires considère comme couleurs vénéneuses toutes celles renfermant du mercure, exception faite pour le cinabre, regardé comme inoffensif à cause de son insolubilité.

MM. Harris et Austen font remarquer aussi que dans la vulcanite, le sulfure de mercure, et même le plomb et l'arsenic deviennent inoffensifs parce que dans cette préparation, ils sont recouverts d'une couche de caoutchouc insoluble dans les liquides buccaux.

Cette dernière opinion ne serait pas sans valeur si les dentiers étaient recouverts d'une couche uniforme et continue de caoutchouc pur qui les protégerait à la façon d'un vernis isolateur, mais dans ce mélange, si intime soit-il, de 66 0/0 de caoutchouc renfermant déjà une forte proportion de soufre, et de 33 0/0 de sulfure de mercure, la proportion relative de matières minérales est trop grande pour admettre qu'à la surface du dentier tous les grains de sel mercuriel sont complètement enrobés dans du caoutchouc et mis absolument à l'abri du contact de la salive et des aliments.

Nous fournirons d'ailleurs la preuve du contraire dans la suite de cette étude.

Nous reconnaissons toutefois qu'avec les *produits chimiques* que l'on rencontre dans les aliments, la dissociation de la vulcanite est difficile à prouver. C'est ainsi qu'en brisant en fragments un dentier en caoutchouc rouge et en laissant macérer quelques-uns d'entre eux dans des tubes où ils étaient immergés dans de l'huile, de la graisse, de la glycérine, de l'eau, de la soude très étendue, des solutions étendues de carbonate de soude, de l'acide lactique dilué, du vinaigre, de l'alcool et dans une solution concentrée de chlorure de sodium, M. Bruhat n'a pu constater, même après 8 jours de contact, la moindre trace de sel de mercure dissous, ni même de vermillon enlevé à la vulcanite.

Cette expérience et cette divergence d'opinion des hygiénistes au sujet de la toxicité du sulfure de mercure sembleraient devoir faire écarter le vermillon des dentiers comme facteur ou un des facteurs de la maladie du caoutchouc ; mais il y a cette coïncidence troublante qui résulte de la comparaison des accidents observés dans la maladie du caoutchouc et des phénomènes signalés dans l'empoisonnement lent par les sels de mercure insolubles : *Sensation de chaleur et de brûlure à la gorge, inflammation des muqueuses palatine et pharyngienne, stomatite, haleine fétide*, — pour ne signaler que les accidents que peut observer le dentiste et qui sont fréquents chez les porteurs de dentiers en vulcanite.

Cette fréquence des accidents nous a déterminé à étudier de plus près la question. Sont-ils dus aux fermentations bactériennes que l'on rencontre si souvent chez les patients qui ne soumettent pas leurs dentiers aux soins de propreté nécessaires ? Le vermillon y intervient-il ? Avec les dentiers en celluloïd on n'observe rien de pareil. Ces dentiers entravent-ils les fermentations ? autant de questions intéressantes à résoudre et dont nous avons demandé la solution à deux chimistes de Paris : M. le Dr Frenkel et M. Bruhat.

Nous avions prié M. Frenkel de faire l'étude comparée des bases en caoutchouc et des bases en celluloïd au point de vue de la facilité avec laquelle ils laissent se former à leur surface des colonies microbiennes.

Voici quel a été le résultat de ces recherches.

Dans ce but, M. Frenkel construisit un appareil qui permit de placer des pièces de compositions différentes dans les mêmes conditions et dans celles qui sont réalisées dans une bouche naturelle.

Cette bouche artificielle aspirait continuellement un air chargé de particules de crachats qui contenaient des bacilles de la tuberculose et différentes espèces de micrococcus.

La disposition de l'appareil était la suivante :

Un vase cylindrique (A) contient un trépied en verre couvert de toile métallique sur laquelle reposent les pièces (*r*). Le vase est tubulé sur le côté (*c*). Il est fermé hermétiquement par un couvercle cylindrique (B) qui porte deux tubulures : l'une reçoit un tube terminé par une pomme d'arro-

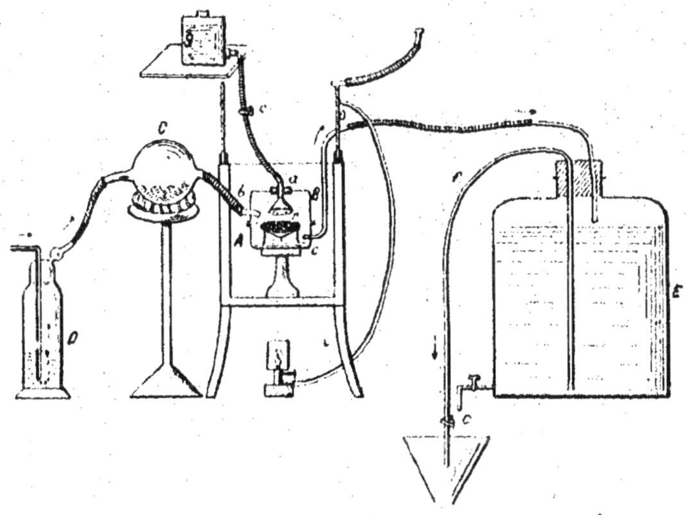

soir placée au-dessus des pièces ; ce tube communique avec un réservoir (S) qui contient une solution imitant la salive naturelle et dont la composition est la suivante :

Diastase pure fabriquée par M. Frenkel.	1 gr. 34
Sulfocyanure de potassium	1 gr. 62
Chlorure de sodium	0 gr. 84
Phosphate de sodium.	0 gr. 94
Eau distillée jusqu'à 1000 centimètres cubes.	

L'écoulement de cette salive est réglé par la pince à vis (*r*) ; l'autre tubulure (*b*) communique par un tube en caoutchouc avec le ballon (C) qui contient 10 c. c. de crachats d'un tuberculeux. Ces crachats examinés contenaient environ 26 millions de bacilles de Kock dans 1 cent. cube, et une grande quantité de diplocoques et de staphylocoques.

Le ballon (C) communique avec un flacon laveur (D) chargé d'acide sulfurique concentré.

Le vase cylindrique A est relié par une tubulure et un tube en caoutchouc, avec la partie supérieure de l'aspirateur E.

Dans cette disposition il suffit d'ouvrir la pince à vis (*e*) pour qu'un courant d'air desséché dans le flacon laveur D traverse d'abord le réservoir contenant les crachats, et ensuite le vase imitant la bouche.

Par un réglage de la vis (*e*) on peut établir une aspiration rythmique dont la vitesse est contrôlée par le barbottage des bulles d'air dans le flacon laveur.

En même temps, la salive artificielle s'écoule sur la surface des pièces en quantité d'un litre environ par 24 heures.

Le liquide ne dépasse jamais la hauteur de la tubulure (*c*) qui par l'action de l'aspirateur sert de trop plein.

Le vase contenant les pièces est placé dans une étuve dont la température est maintenue à 37°.

Essais 1re série.

Six pièces ont été placées dans l'appareil.

1	caoutchouc	*noir*	surface	lisse	en haut.
2	id.	*noir*	—	rugueuse	—
3	id.	rouge	—	lisse	—
4	id.	rouge	—	rugueuse	—
5	celluloïd		—	lisse	—
6	id.		—	rugueuse	—

La surface dénommée rugueuse est celle qui n'est pas polie et en contact direct avec la muqueuse.

L'air chargé de particules de crachats traversa l'appareil pendant 8 jours consécutifs. Les pièces ont été laissées ensuite encore pendant 3 jours dans l'étuve.

L'examen direct des pièces a donné d'abord le résultat suivant :

La surface des pièces en caoutchouc était couverte d'une végétation microbienne, plus abondante sur les surfaces rugueuses que sur les surfaces lisses.

Examinée en préparation colorée, cette végétation était composée surtout de staphylocoques et de peu de bacilles de Koch.

L'aspect de la surface des appareils en celluloïd n'a pas changé, et aucune colonie ne s'y est formée.

Les pièces N° 2, noir, N° 4, rouge et N° 6, celluloïd ont été ensuite mises, chacune dans un petit ballon stérilisé contenant 50 cent. cubes d'eau stérilisée et bouché avec du coton.

Les bases furent laissées 12 heures dans l'eau que l'on agitait souvent; ensuite, M. Frenkel préleva dans chaque ballon avec des pipettes stérilisées une goutte d'eau, et 3 tubes de gélose stérilisée furent ensemencés avec ces gouttes. La gélose fut ensuite versée avec toutes les précautions nécessaires sur des plaques stérilisées.

Le surlendemain, les colonies étaient suffisamment développées pour être dénombrées.

Il y en avait :

Pièce	N° 2	caoutchouc	noir	21 colonies.
—	N° 4	—	rouge	30 —
—	N° 6	—	—	4 —

Le jour suivant le nombre des colonies était :

N° 2	caoutchouc	noir	1520 colonies.
N° 4	—	rouge	27320 —
N° 6	celluloïd		4 —

Les cultures N°s 2 et 4 exhalaient une odeur putride pénétrante.

Le jour suivant il n'y eut plus de dénombrement possible pour les numéros 2 et 4.

Pour la culture 6, le nombre des colonies ne varia pas sensiblement.

Il résulte de ces expériences que les surfaces des pièces en caoutchouc est un milieu très favorable pour le développement des microorganismes, même en l'absence de débris alimentaires. Le celluloïd empêche presque entièrement le développement des bactéries. Il est probable que cette action antibactérienne du celluloïd est due à sa teneur en camphre.

2e série

Nous avons voulu voir ensuite si l'incorporation d'autres substances antiseptiques de la série aromatique avaient une action plus active que le camphre.

Dans ce but nous avons placé dans l'appareil qui est décrit plus haut 5 pièces en celluloïd contenant :

1	bétol	30 0/0
2	bétol	10 0/0
3	salol.	30 0/0
4	salol.	10 0/0
5	diiodoforme . .	10 0/0

Comme précédemment l'appareil fonctionna pendant 8 jours ; puis après 3 jours d'étuve et 5 jours au laboratoire à 15°, il fut procédé à l'examen des pièces.

L'aspect macroscopique de la surface des appareils n'avait pas changé, on n'y voyait aucune végétation.

La pièce N° 1 (bétol 30 0/0) a blanchi sur une grande partie de sa surface, probablement par cristallisation du bétol dans l'épaisseur du celluloïd.

Les cultures faites absolument de la même façon que dans la série 1 ont donné au bout de 3 jours :

N° 1 bétol	30 0/0. .	690 colonies
N° 2 bétol	10 0/0. .	14400 —
N° 3 salol	30 0/0. .	3 colonies
N° 4 salol	10 0/0. .	780 —
N° 5 diiodoforme	10 0/0. .	4800 —

Il semble résulter de cette série d'expériences qu'aucun des antiseptiques employés n'avaient tué les germes qui se sont déposés sur les pièces mécaniquement, entraînés par le courant d'air dans l'appareil ; mais que ces germes n'ont pu s'y *développer*. Mis en contact avec un milieu nutritif (gélose) ils se sont développés.

Seul, le salol en forte proportion (30 0/0) aurait produit l'effet de tuer presque tous les germes, et aurait une action à peu près égale à celle du camphre.

L'incorporation d'autres antiseptiques au celluloïd ne semble donc pas augmenter ses propriétés antibactériennes.

M. Bruhat qui s'est occupé surtout de la partie afférente à l'action du vermillon a été amené au cours de ses recherches à reprendre sous une autre forme et par d'autres moyens le travail déjà fait par M. Frenkel et il est arrivé à des conclusions identiques.

Comme nous l'avons dit plus haut, il constata tout d'abord qu'en mettant en contact des fragments de vulcanite rouge avec des *produits chimiques* que l'on rencontre dans les aliments et dans des conditions de concentration où ils peuvent se trouver dans ces aliments, on n'obtenait aucune attaque des fragments ainsi traités, attaque sensible au moins, car on sait combien il est difficile de constater la présence de traces de mercure en présence de quantités notables de matières organiques ; mais deux expériences complémentaires l'aiguillèrent sur une voie nouvelle qui devait l'amener à de tout autres conclusions. En effet, en laissant en contact des fragments de dentier en vulcanite rouge, avec du lait et en laissant fermenter ce dernier, M. Bruhat put retrouver — les fragments enlevés — des traces de mercure dans le lait coagulé et fermenté, traces il est vrai extrêmement faibles. Le résultat fut plus net en opérant non plus avec du lait mais avec de la salive. Cette dernière, alcaline au moment de la mise en train de cette recherche, ne tarda pas à devenir acide par suite des fermentations bactériennes produites et, en enlevant les fragments de dentier après un contact de huit jours à l'étuve à 35° (en tube stérile pour éviter l'introduction de moisissures et de microbes étrangers à la salive mise en expérience) et en traitant la salive fermentée par de l'acide azotique à chaud, puis évaporant doucement jusqu'à siccité, reprenant à plusieurs reprises par l'eau et évaporant chaque fois jusqu'à ce que la presque totalité de l'acide soit évaporé ; en traitant par l'hydrogène sulfuré et en chauffant ensuite, il a obtenu des traces faibles mais nettes d'un précipité d'abord jaune puis noir, se déposant dans la liqueur acide. Ce précipité lavé par décantation à plusieurs reprises fut desséché au fond de la capsule même, puis cette capsule retournée sur un verre de montre renfermant une parcelle d'iode. Au moyen d'une légère chaleur, l'iode volatilisé transforma en *iodure rouge, le sulfure noir de mercure* obtenu.

M. Bruhat se livra alors à la série d'expériences que voici :

A. — **Attaque de dentiers en vulcanite par les fermentations. Action comparative avec le celluloïd.**

6 bases de dentiers furent mises en expérience.

N° 1 en celluloïd compact rose

N° 2 en caoutchouc pur sans matière colorante

N° 3 id

N° 4 en caoutchouc rouge

N° 5 id

N° 6 en caoutchouc rose

La base en celluloïd fut mise dans un dessiccateur à acide phosphorique anhydre jusqu'à poids constant, et pesée. Les bases en caoutchouc furent desséchées à 100° à l'étuve jusqu'à poids constant et pesées, ce qui donna :

N° 1 (celluloïd)	18,gr, 0890
N° 2 (caoutchouc brun pur)	6,9095
N° 3 id	7,1935
N° 4 (caoutchouc rouge)	11,5045
N° 5 id	12,7620
N° 6 (caoutchouc rose)	14,9150

La surface interne de ces bases a été enduite de colle de

pâte fraîchement préparée, *en couche assez épaisse*; et les bases disposées sur un plateau en chambre humide, à la température du laboratoire, et maintenues ainsi pendant huit jours.

Sur tous les échantillons, celluloïd compris, il s'est développé sur la colle de pâte d'abondantes colonies de mucédinées et de microbes divers qui n'ont pas tardé à envahir toute la surface.

On a procédé alors, au moyen d'un pinceau humide, au nettoyage des bases et à l'enlèvemet des colonies et de la colle, aussi complet que possible, tout en évitant des frottements brusques. Puis les bases ont été essuyées avec du papier à filtre. Elles ont été remises à sécher comme précédemment jusqu'à poids constant et pesées à nouveau. On a obtenu ainsi les résultats suivants :

N°	NATURE DE L'ÉCHANTILLON	POIDS INITIAL	POIDS 2e PESÉE	DIFFÉRENCE	PERTE de POIDS par rapport au poids Total de la base.
		Gr.	G		
N° 1	Celluloïd	18,089	18,090	Gain très léger	—
N° 2	Caoutchouc brun pur	6,9095	6,902	perte 0,0075	0,001
N° 3	Caoutchouc brun pur	7,1935	7,1890	— 0,0045	0,00062
N° 4	Caoutchouc rouge	11,5045	11,495	— 0,095	0,008
N° 5	Caoutchouc rouge	12,762	12,661	— 0,101	0,0079
N° 6	Caoutchouc rose..	14,915	14,901	— 0,014	0,00095

Les moisissures développées étaient constituées par des *Penicillum glaucum* et des *Eurotium aspergillus glaucus*.

A l'examen microscopique de la colle de pâte enlevée, on trouve sur chaque base des fragments de mycelium, des appareils conidiens et des conidies libres de *Penicillum*, des asques d'*Eurotium*, des ascogones héliciformes et des périthèces du même. On trouve également des microcoques et des bactéries. En traitant par l'eau oxygénée des fragments de colle renfermant des colonies, on obtient un dégagement net d'oxygène, indiquant la présence de ferments solubles catalasiques, en certaine abondance. Ces caractères se sont trouvés communs aux six échantillons.

La colle de pâte retirée du dentier en celluloïd était fortement envahie à la partie superficielle externe, mais la surface tangente à la base montrait à l'examen ses grains d'amidon très nets et se colorant fortement en bleu par l'eau iodée.

La colle extraite des dentiers rouges et noirs au contraire était envahie dans toute sa profondeur par les myceliums. Les grains d'amidon fortement altérés et rares, donnaient avec l'iode une coloration peu sensible, et la solution réduisait la liqueur de Fehling.

La colle de la base en caoutchouc rose présentait des caractères intermédiaires. Cela peut être attribuable à l'action des sels de zinc provenant de l'oxyde de zinc accompagnant le vermillon pour éclaircir la couleur. Des traces de zinc sont favorables à la multiplication des moisissures, mais un excès peut agir comme antiseptique et finalement arriver au résultat opposé.

Au point de vue de la perte de poids, on voit que le celluloïd n'a rien perdu. Il a même absorbé des traces d'eau qu'il a conservées pendant la dessiccation sur l'acide phosphorique anhydre. Les dentiers en gomme pure, sans matière colorante, ont accusé une perte très faible. Ils sont très peu altérés sous l'action des ferments dans les conditions de l'expérience ; le dentier rose qui pratiquement est le plus chargé de matières colorantes et de beaucoup, donne dans cet essai un résultat tout à fait imprévu ; enfin les dentiers rouges contenant leur tiers de vermillon accusent une perte de poids très sensible. Les papiers à filtre avec lequel a été pratiqué l'essuyage de ces dentiers, présentent une couleur rouge très nette.

Les fermentations désagrègent donc les dentiers en caoutchouc, très faiblement quand ils ne renferment pas de matières minérales, beaucoup plus quand ils contiennent du sulfure de mercure. Quant au dentier en celluloïd, les moisissures qui se sont implantées à la surface de la couche de colle de pâte ne l'ont pas traversée comme celles des dentiers en caoutchouc, probablement à cause de l'action antiseptique du camphre.

A la suite de cette expérience, les dentiers ont été reportés dans la chambre humide, et abandonnés là. Au bout de quelques jours, il s'est développé sur *tous* ceux en caoutchouc, et, par places, des colonies de mucédinées qui se sont étalées peu à peu (il devait rester probablement des traces très faibles de colle de pâte, la surface de ces dentiers étant légèrement rugueuse).

Le dentier en celluloïd, au contraire, est resté indemne de toute végétation.

Ces essais montrent que le caoutchouc, non plus que le sulfure de mercure, n'ont par eux-mêmes aucune propriété antiseptique ; et que les mucédinées et les microbes peuvent se développer à leur surface très librement quand ils y rencontrent des corps pouvant leur servir d'aliments ; c'est ce qui doit se passer dans la bouche en présence de débris alimentaires.

Il en est autrement avec le celluloïd, à moins que ce dernier soit complètement isolé des spores et des bactéries par une couche suffisamment épaisse de substratum.

Quant au manque absolu de pouvoir microbicide du vermillon, M. Bruhat a pu le mettre facilement en évidence en triturant de la colle de pâte avec des proportions notables de vermillon. La colle ne tarde pas à être envahie par les moisissures et les microbes de l'air, sensiblement dans le même temps que de la colle sans sulfure exposée à l'air dans les mêmes conditions.

Ces essais ayant montré que les fermentations pouvaient, au moins superficiellement, détruire la cohésion de la vulcanite rouge principalement, en mettant en liberté du vermillon sous forme de poudre impalpable tachant le papier à filtre ayant servi à essuyer ces dentiers, vermillon soluble dans l'eau régale et donnent les caractères des sels de mercure, nous nous sommes demandé si ce sulfure de mercure, soumis à l'action de ferments, ne serait pas attaqué et transformé en d'autres sels mercuriels. Cela nous a amené à une série de nouvelles expériences que voici :

Action des Moisissures sur le vermillon. — De la colle de pâte, fortement envahie par des moisissures et des microbes, a été triturée avec du vermillon ; une partie traitée aussitôt par de l'acide nitrique à chaud, puis filtrée pour séparer l'excès de vermillon non attaqué et les matières insolubles. La solution azotique traitée avec les précautions déjà décrites, *ne donne pas les caractères des sels de mercure.*

Le restant de la colle additionnée de vermillon a été abandonnée à 35° pendant huit jours à l'étuve, traité comme précédemment ; et on obtient ainsi en traitant la solution azotique après avoir chassé avec les précautions nécessaires la presque totalité de l'acide, un précipité jaune, puis noir, avec l'hydrogène sulfuré ; précipité qui, débarrassé des matières organiques par lavage et soumis à l'action de l'iode, s'est transformé en iodure mercurique rouge. La fermentation a donc transformé du vermillon en d'autres sels attaquables par l'acide azotique, mais n'en a attaqué que des *traces très faibles.*

Nous avons opéré de même en ensemençant de la colle de pâte fraîche avec les colonies microbiennes développées sur un peu de colle de pâte, et sans moisissures.

Mêmes résultats que dans l'expérience précédente.

Action des microbes de la putréfaction sur le vermillon. — Une culture de microbes de la putréfaction, additionnée de vermillon et traitée immédiatement par l'acide azotique, n'abandonne rien à ce dernier. Mais soumis pendant huit jours à l'action de ces microorganismes, le vermillon est attaqué en partie, et la solution azotique décèle des traces *faibles*, mais *beaucoup plus nettes* que dans les essais précédents, de mercure.

Action de la salive sur le vermillon. — Nous avons enfin délayé du vermillon dans de la salive (réaction très légèrement alcaline). Ce mélange traité immédiatement par l'acide azotique n'abandonne à ce dernier aucune trace de mercure ; abandonné, au contraire, pendant huit jours, la salive devient acide; et en la traitant alors par l'acide azotique on dissout une proportion *notable* de *mercure*, proportion presque pondérable. Une portion traitée par l'eau oxygénée démontre l'existence d'une forte proportion de ferments solubles catalasiques.

Le contrôle par un deuxième essai nous a fourni les mêmes résultats.

On est donc en droit de conclure que si les liquides buccaux n'attaquent pas le sulfure de mercure, il n'en est pas de même si ces liquides, chargés — comme il le sont toujours — de microorganismes divers, peuvent produire des actes fermentatifs aux dépens des débris alimentaires accolés aux dentiers insuffisamment nettoyés. Dans ce cas, le vermillon peut être attaqué et transformé, perdre ainsi ses propriétés négatives de corps inerte, être absorbé par les cellules épithéliales de la muqueuse buccale ou l'organisme ; et on s'explique alors aisément les accidents constatés ; d'autant plus que ces muqueuses peuvent être déjà défavorablement influencées par la formation de produits acides résultant du processus fermentatif microbien, alors que la salive normale est légèrement alcaline.

Les proportions de sels mercuriels ainsi absorbés sont évidemment des plus minimes — en fait les dentiers ne perdent que peu à peu de leur poids et en proportions très faibles — mais cette proportion, si minime soit-elle, se renouvelle constamment.

Les expériences précédentes nous ont montré la décomposition possible — même probable — d'une portion du sulfure de mercure, mais ne nous ont rien appris sur la nature de cette transformation.

Il est difficile de répondre d'une façon précise à cette question, étant donnée la très faible proportion du sulfure transformé.

Il semble pourtant que le mercure mobilisé soit solubilisé par les ferments solubles, et soit absorbé par les microorganismes de la fermentation eux-mêmes et transformé en eux à l'état d'*Albuminate*.

Voici une série d'expériences tentées par M. Bruhat à ce sujet.

Il prépara une culture de Saccharomyces Cerevisix ; il les fit sécher à basse température, au moyen d'un courant d'air sec et stérile. Mises en fermentation, dans un moût approprié, ces levures reprenaient vite leurs propriétés vitales et fermentatives.

Un gramme de cette levure sèche fut délayée dans 50 centimètres cubes d'une solution au millième de sublimé corrosif, soit en présence de 5 centigrammes de chlorure mercurique. Il les laissa en contact, à la température du Laboratoire, pendant 24 heures, en agitant de temps en temps au moyen d'un agitateur en verre.

Au bout de ce temps, le liquide ne contenait plus que des *traces* de sel mercuriel et ne précipitait plus en noir par le sulfhydrate d'ammoniaque, ce que faisait abondamment la liqueur primitive. Le mélange de levure et du liquide ne noircissait pas non plus, ni ne jaunissait par addition d'ammoniaque : Il ne s'était pas formé de calomel.

L'examen microscopique ne montra pas non plus de mercure métallique. En revanche, les levures lavées à grande eau par décantations successives (on employa plus d'un litre d'eau distillée pour laver ce gramme de levure) laissa des levures parfaitement blanches mais qui, traitées par un courant d'hydrogène sulfuré jusqu'à excès de ce dernier, devinrent *jaunes* puis *noires*.

Les levures avaient donc absorbé le *Chlorure mercurique*.

Un autre essai pratiqué dans les mêmes conditions, montra que la solution privée de mercure donnait un précipité notable de chlorure d'argent, tandis qu'on n'en obtenait que des traces dans une même proportion d'eau dans laquelle on avait fait macérer, le même temps, 1 gramme de la même levure.

Le mercure absorbé par les cellules ne s'y trouvait donc pas à l'état primitif de chlorure mercurique. Celui-ci avait été décomposé.

L'examen microscopique de ces levures très noires ne donna pas de résultats très précis. Les levures comparées à d'autres non soumises à cet essai, avaient perdu de leur réfringence et de leur transparence et revêtaient uniformément dans leur plasma une légère couleur gris de plomb, mais ces microorganismes sont si petits que le noircissement de chacun d'eux est peu sensible, tandis que celui des milliards de cellules que renferme 1 gramme, est autrement net.

Toutefois cet examen microscopique permit de constater l'absence de grains de sulfure de mercure entre les cellules. Le mercure a donc bien été absorbé par elles et ce sont bien elles qui ont pris cette coloration.

Au bout de 24 heures, l'absorption de 5 centigrammes de sublimé par 1 gramme de levure sèche (représentant environ 8 grammes de levure fraîche pressée) avait été à peu près complète. Elles avaient donc absorbé environ $\frac{1}{160}$ de leur poids de sel mercuriel, proportion véritablement considérable.

La même expérience fut reprise, mais le contact entre les levures et le sublimé ne fut maintenu que pendant une heure. Les levures lavées à grande eau pour les débarrasser complètement de l'excès de sublimé montrèrent par leur noircissement déjà très net, qu'au bout de ce temps, elles avaient absorbé déjà une proportion notable de sel mercuriel.

Une même série d'essais fut reprise avec une culture microbienne. Les résultats furent les mêmes que pour celle des levures.

Sans pouvoir rien affirmer d'une façon précise — cette question demanderait des essais longs et minutieux hors de proportion avec l'importance qu'ils pourraient avoir pour l'étude présente — on peut supposer déjà avec quelque probabilité, que les ferments attaquent le vermillon grâce aux ferments solubles, à *l'état naissant*, qu'ils secrètent au cours de la fermentation ; le solubilisent et l'absorbent à l'état d'*albuminate de mercure*, lequel est soluble dans un excès d'albumine.

Une autre expérience probante est la suivante : La levure en macération dans l'eau lui abandonne une notable proportion de matières albuminoïdes solubles et de ferments catalasiques nucléïniques. La levure en macération dans le sublimé à $\frac{1}{1000}$ ne cède à ce liquide aucune trace de matières albuminoïdes ni de ferments solubles. Ils ont donc été insolubilisés à l'intérieur de la cellule, à l'état d'albuminate de mercure.

Cette dissolution se fait en proportions très minimes qui peuvent ne pas tuer les microorganismes ferments, mais peut-être leur faire acquérir une virulence particulière, et en donner aux vulgaires saprophytes généralement inoffensifs, comme l'a montré le Dr Maurel, professeur à la Faculté de médecine de Toulouse, dans ses *Recherches expérimentales :* On rencontre dans les fosses nasales du lapin un microorganisme tout à fait inoffensif. Des doses faibles de sel de mercure le rendent virulent et il peut devenir pathogène sous l'influence du mercurialisme. Le coryza hydrargyrique du lapin, tout à fait analogue à la stomatite mercurielle humaine, est donc autant microbien que mercuriel, autant mercuriel que microbien.

Les mêmes faits se retrouvent dans l'étude de l'inflammation intestinale hydrargyrique. D'après M. Maurel, les inflammations mercurielles des muqueuses sont dues à des microbes vivant habituellement à leur surface. Le mercure agit en diminuant l'énergie phagocytaire des leucocytes et en augmentant ainsi la virulence des microorganismes.

La présence du mercure ne fait par conséquent que changer les conditions de la lutte entre les microbes et les leucocytes. Quant à la quantité de mercure nécessaire pour provoquer une inflammation, elle varie avec la sensibilité des leucocytes et la vitalité des microbes; c'est-à-dire qu'elle est très différente d'une espèce animale à l'autre, d'un sujet à l'autre, et qu'elle change même beaucoup suivant l'état de santé du même sujet. Toutes les inflammations des muqueuses, même celles produites par des agents chimiques et antiseptiques, doivent être considérées comme de nature microbienne. Un grand nombre de microorganismes inoffensifs habituellement, peuvent devenir pathogènes, phlogogènes et même pyogènes pour les muqueuses, lorsqu'une influence vient diminuer ou compromettre la résistance phagocytaire, ou lorsqu'elle vient accroître l'énergie pathogène des microbes eux-mêmes.

Les savantes et minutieuses recherches du docteur Maurel et les expériences précédemment décrites de MM. Frenkel et Bruhat nous fournissent donc une explication très vraisemblable de l'action néfaste que l'on reproche avec raison aux dentiers en caoutchouc.

A moins d'être tenus dans un état de propreté absolue, *eux et la bouche qui les renferme*, les dentiers en caoutchouc retiennent toujours quelques débris alimentaires ou muqueux pouvant servir d'aliments aux microbes de la bouche. Avec les bases en caoutchouc pur, sans matières colorantes — bases il est vrai peu esthétiques, et que le public n'admet que difficilement car il cherche avant tout à dissimuler qu'il est porteur d'un dentier — les fermentations s'établissent avec leur cortège de ferments solubles et de leurs produits de sécrétion ou d'excrétion généralement acides, qui peuvent à la longue causer quelques désordres ; avec les dentiers colorés, le mal est plus grand encore, car, sous l'influence du frottement, et même du choc de certaines matières alimentaires relativement dures ou sous l'influence des ferments solubles sécrétés par les microorganismes avec le surcroît d'activité que donne à ces corps leur production à l'*état naissant*, des traces de ces matières colorantes sont enlevées au dentier, d'autant plus que l'addition de fortes proportions de matières minérales enlèvent à la vulcanite sa cohésion et sa résistance ; ces mêmes ferments solubles ou produits d'excrétion peuvent solubiliser une partie des matières minérales, qui, absorbées alors par les microorganismes ou les cellules épithéliales des muqueuses — cellules ferments dans leur genre — subissent alors l'action des métaux très divisés ainsi absorbés et qui les rendent virulents ou malades.

Dans le cas qui nous occupe, c'est-à-dire du mercure, on sait que les sels mercuriaux se comportent dans l'économie absolument comme les sels d'or, de platine, de palladium, d'argent, etc., avec cette différence capitale que ces derniers métaux sont fixes tandis que le mercure est volatil, ce qui fait que le mercure s'élimine de l'économie, tandis que les autres métaux ne peuvent pour ainsi dire pas être éliminés. (Docteur Huguet, *Traité de Chimie médicale : Toxicologie du Mercure*.)

On sait d'autre part que le mercure absorbé à l'état de sel dans l'organisme se revivifie et s'élimine en partie par la peau à l'état de mercure métallique, réaction qui doit se passer dans les cellules qui en ont absorbé ; que le mercure étant pour l'économie un élément hétérogène dont elle cherche à se débarrasser, il est probable, selon l'opinion de Fonssagrives, que l'activité du travail de destruction moléculaire qui se manifeste sous son influence, n'a d'autre but que l'élimination prompte de ce poison.

La quantité extrêmement faible de mercure pouvant être

ainsi mobilisé ne peut même pas être invoquée comme argument contre son action nuisible, depuis que Bredig a montré qu'en faisant passer un petit arc électrique entre les électrodes métalliques immergées dans de l'eau distillée, on obtenait de véritables solutions métalliques renfermant par centimètre cube de neuf centièmes à deux dixièmes de milligrammes du métal employé, et que ces solutions possédaient certaines réactions des diastases organiques ; et que le Dr Albert Robin injectant sous la peau chez l'homme, des solutions contenant quelques dix millièmes de milligrammes d'un métal a observé des effets chimiques considérables ; et que si à des doses presque infinitésimales, les métaux dissous dans l'eau sont capables d'une activité très grande, *la nature* du métal importe peu dans la genèse des effets physiologiques si intenses observés. (Communication à l'Académie de médecine, 6 décembre 1904) ; que les mêmes effets sont obtenus avec des solutions métalliques préparées en précipitant un sel métallique, en liqueur alcaline, en présence d'un colloïde comme l'*Albumine*. (Communication à l'Académie des sciences de M. Trillat, Novembre 1903 et Janvier 1904.)

Cela explique également les effets thérapeutiques remarquables de certaines eaux minérales dont la composition n'explique pas l'activité, et dans lesquelles M. Garrigou a rencontré des traces de métaux divers.

Quoiqu'il en soit, on voit que le Comité consultatif d'hygiène publique de France a raison de proscrire l'usage de certains colorants minéraux considérés comme insolubles, pour la coloration des matières alimentaires. Dès lors, peut-on admettre que l'on permette l'emploi de ce corps — que nous croyons avoir montré pouvoir être solubilisable, — en permanence dans la bouche à une dose élevée puisqu'elle représente le tiers en poids de la base d'un dentier ; alors surtout que les dentistes sont obligés de reconnaître la fréquence d'accidents qui ressemblent singulièrement, comme nous l'avons dit, aux phénomènes observés à la suite de l'emploi de faibles doses de sels mercuriels, dans l'empoisonnement lent et chronique par ce métal ?

Il est vrai que pour le caoutchouc, la prohibition du vermillon serait une difficulté considérable, à moins de ne plus employer que le caoutchouc noir sans colorants, car on ne pourrait lui donner la couleur cherchée avec aucun autre corps : les autres oxydes métalliques rouges inoffensifs, en présence du soufre, donnant des sulfures autrement colorés.

Dans le celluloïd au contraire, la suppression du vermillon et son remplacement par des colorants rouges absolument inaltérables et complètement inoffensifs est chose très facile ; et l'on peut répondre aux exigences de l'hygiène la plus rigoureuse tout en satisfaisant à l'esthétique, pourvu que les nitrocelluloses employées et l'acétone utilisée comme dissolvant soient exemptes des impuretés que nous avons signalées précédemment, ce que l'on peut se procurer dans le commerce.

Résumé et Conclusions

Les deux substances plastiques communément employées comme bases en prothèse dentaire sont le celluloïd et le caoutchouc.

Le celluloïd est un mélange intime et compact de nitrocellulose et de camphre, que l'on colore en rose pour lui donner le ton de la gencive naturelle. Sauf de rares exceptions, on emploie jusqu'ici pour cette coloration un mélange d'oxyde de zinc et de *vermillon* (sulfure de mercure). La proportion de vermillon varie de 0.4 à 1 °/₀ environ du poids de celluloïd de la base, en général 0.5.

On emploie le caoutchouc soit sous forme de caoutchouc durci, brun noir, soit coloré au moyen de matières minérales. Il est alors connu sous le nom de vulcanite. Les deux contiennent une proportion de soufre variant de 5 à 30 °/₀.

La vulcanite rouge renferme en outre jusqu'à 30 °/₀ de *vermillon* (c'est la formule la plus usitée). La vulcanite rose diffère de la précédente par addition d'une forte proportion d'oxyde de zinc ou d'argile blanche, si bien qu'elle contient en moyenne, d'après M. Martinier, 60 °/₀ de matières minérales.

La vulcanite dentaire est mélangée à du vermillon pour lui donner une couleur plus acceptable que le brun noir du caoutchouc vulcanisé simple ; le vermillon en sa qualité de sulfure résiste le mieux à l'action de la chaleur et du soufre, cependant il amène une diminution de solidité proportionnelle à la quantité que l'on en met. Quant aux caoutchoucs blancs, gris ou roses, la forte proportion de matières minérales qu'ils renferment diminue leur solidité au point qu'ils s'érodent facilement. Or, pour des raisons d'esthétique (les porteurs de dentiers ayant toujours le désir de dissimuler leur appareil), les bases sont généralement faites de caoutchouc rouge, les gencives artificielles de caoutchouc rose, les talons des dents et les crochets de caoutchouc blanc s'ils sont antérieurs, de caoutchouc rouge plus solide, s'ils sont peu visibles.

Le celluloïd présente comme avantages d'être dur comme l'ivoire et souple comme la baleine ; moins mauvais conducteur de la chaleur que le caoutchouc, plus solide ; il se manipule plus facilement, a une surface absolument polie, tandis que la surface palatine des dentiers en caoutchouc est toujours un peu rugueuse. Sa qualité dominante est la légèreté. Enfin, il exige pour prendre une coloration très similaire de celle des gencives naturelles des quantités très faible de matières colorantes et il est facile d'y remplacer le sulfure de mercure qu'on emploie généralement — par routine et simplement parce qu'il sert à la coloration des bases en caoutchouc depuis plus longtemps usitées et même encore aujourd'hui, plus fréquemment — par d'autres colorants minéraux, insolubles dans les liquides buccaux, inaltérables comme couleur et répondant aux exigences de l'hygiène la plus rigoureuse.

On a reproché aux dentiers en celluloïd un certain nombre d'inconvénients, leur odeur de camphre, mais le patient s'y fait généralement assez vite. Le camphre a d'ailleurs ses avantages sur lesquels nous reviendrons. Les autres inconvénients signalés sont faciles à faire disparaître. Il suffit de n'employer pour les colorer aucune matière dangereuse ; et pour les fabriquer, que des nitrocelluloses convenablement choisies, débarrassées de tout produit de nitration résineux et gras et de toute *acidité;* de n'utiliser pour dissoudre le celluloïd que de l'acétone suffisamment purifié et *neutre*.

Quant au caoutchouc, si les propriétés plastiques de la vulcanite et la facilité avec laquelle elle peut être montée et durcie sur une surface quelque irrégulière qu'elle soit, expliquent sa grande vogue, il n'est pas de dentiste qui n'en ignore cependant les inconvénients que l'on ne retrouve pas dans les dentiers en celluloïd.

Le caoutchouc produit sur la muqueuse une sensation de chaleur et même de brûlure très désagréable, ainsi qu'un état inflammatoire et spongieux permanent des gencives pouvant aller jusqu'à la suppuration et s'étendre au pharynx et au larynx ; une hypérémie des tissus sur lesquels reposent les appareils, la fétidité de l'haleine, accidents qui ont fait donner à cet état pathologique de la muqueuse buccale le nom de *maladie du caoutchouc* (Congrès de Chicago, 1893) et dont les principaux symptômes sont l'irritation, l'inflammation et la formation de granulations ayant l'aspect d'une masse rouge spongieuse.

M. Martinier, directeur-adjoint de l'École dentaire de Paris, attribue ces accidents à une certaine rugosité de la face palatine des appareils en vulcanite, *aux matières colorantes qui entrent dans sa composition, au défaut de propreté de la part de certains patients qui laissent fermenter sous l'appareil des débris alimentaires ;* enfin au manque de conductibilité calorifique du caoutchouc ; si bien qu'il y a, d'après cet auteur, contre-indication à son emploi seul dans toutes les bouches où les muqueuses ne seront pas dans un état de santé *parfaite*.

Les symptômes observés dans la maladie du caoutchouc ressemblent, à s'y méprendre, aux accidents constatés dans l'empoisonnement lent et chronique par de petites doses de sels de mercure. Doit-on incriminer le vermillon qui, dans la vulcanite, peut aller jusqu'à constituer près du tiers en poids de la base, d'être l'agent coupable des méfaits signalés ? Harris et Austen disent non, s'appuyant sur l'opinion d'Orfila qui considérait le vermillon comme un produit inerte quand il est pur ; mieux encore serait-il toxique, associé au caoutchouc comme il l'est, ils le considéreraient encore comme absolument inoffensif, parce qu'il y est enrobé par une couche de caoutchouc imperméable à tous les liquides buccaux.

En Allemagne, ce produit, considéré comme inoffensif à cause de son insolubilité, est toléré pour la coloration des matières alimentaires ; tandis que tous les sels renfermant du mercure — excepté celui-là — sont formellement interdits par l'ordonnance du 1er mai 1882.

En France, au contraire, après plusieurs délibérations du Comité consultatif d'hygiène publique, celui-ci a conclu à la toxicité du vermillon et c'est ainsi que les ordonnances de police du 8 juin 1881, du 3 juillet 1883 et du 21 mai 1885, considérant que de *graves accidents* sont résultés de l'emploi des substances *vénéneuses* désignées ensuite et parmi lesquels figure expressément le *sulfure de mercure* ou *vermillon*, prohibent d'une façon absolue l'emploi de ces composés toxiques pour la coloration des substances alimentaires et des papiers servant à leur enveloppage ; d'autres ordonnances de police défendent également l'emploi des sulfures de mercure pour la coloration des jouets d'enfants, sauf pour les articles en fer estampé et les ballons en caoutchouc, à condition que ces couleurs soient fixées à l'aide d'un vernis gras, et encore exception est faite pour les poupées en caoutchouc, pour lesquelles les prescriptions de l'article de 1878 restent en vigueur.

La fréquence des accidents constatés chez les porteurs de dentiers en caoutchouc nous a amené à en chercher la ou les causes et nous avons fait procéder à une série de recherches par deux chimistes parisiens : M. le docteur Frenckel et M. Bruhat. M. Frenckel a conclu de la série d'expériences qu'il a pratiquées, que la surface des pièces en caoutchouc est un milieu très favorable pour le développement des microorganismes, même en l'absence de débris alimentaires. Le celluloïd, au contraire, empêche presque entièrement le développement des bactéries, action probablement due à la teneur en camphre de sa composition.

Le même chimiste constata également que l'incorporation au celluloïd d'antiseptiques autres que le camphre, ne semble pas augmenter ses propriétés antibactériennes.

M. Bruhat, après avoir reconnu que les matières chimiques entrant dans la composition des aliments : graisses, alcool, eau, vinaigre, acide lactique dilué, chlorure de sodium, etc., n'attaquent pas la vulcanite — fait sur lequel se basent les partisans des dentiers en caoutchouc, pour affirmer son innocuité — montra par une série d'expériences que le caoutchouc et le vermillon n'ont aucune propriété antiseptique et que les colonies de moisissures ou de microbes s'y développent facilement à leur contact, et qu'il n'en est pas de même pour les dentiers en celluloïd, ce qui confirmait les expériences de M. Frenckel, mais la conclusion la plus intéressante qui découle de cette série d'essais, c'est que sous l'influence des ferments se développant à la surface des dentiers en caoutchouc, on observait une désagrégation de la partie superficielle de ces bases; et que les bases en vulcanite rouge expérimentées perdaient jusqu'à 0 gr. 10 de matière en une semaine, sous l'influence des ferments solubles ou des produits d'excrétion ou de sécrétion des moisissures développées à la surface; une proportion également notable en laissant macérer des fragments de dentiers en vulcanite rouge dans de la salive où on laissait se développer les fermentations dues aux microorganismes de la bouche.

De nouveaux essais entrepris directement sur le vermillon ont montré que ce corps peut être décomposé — à très faibles doses dans les conditions de l'expérience — quand on le soumet à l'action de cellules ferments en activité physiologique : moisissures ou microbes et spécialement les *microbes de la bouche*, et l'on put retrouver le mercure provenant du sulfure décomposé, à l'état de combinaison probablement organique (albuminate) que l'on put caractériser après destruction de la matière organique, en le transformant en sulfure, iodure, etc.

On ne peut donc pas considérer le vermillon des dentiers comme un corps absolument inerte, complètement insolubilisable, mais il doit être envisagé au contraire comme pouvant donner naissance à des sels mercuriels toxiques, sous l'influence des ferments ou des produits de la fermentation se formant dans la bouche des porteurs de dentiers quand ces dentiers sont tenus — et c'est peut-être la majorité des cas — dans un état de propreté insuffisant.

Ce qui fait que ces accidents très fréquents avec les dentiers en caoutchouc ne s'observent pour ainsi dire pas chez les porteurs de dentiers en celluloïd, ce n'est pas parce que la dose de vermillon employé à leur coloration est relativement faible (il y en a, en moyenne, 60 fois moins que dans un dentier semblable en vulcanite rouge) — mais bien parce que le camphre du celluloïd agissant comme antiseptique, entrave les fermentations microbiennes à la surface du dentier.

De très faibles doses de mercure solubilisé peuvent-elles produire les accidents constatés dans la maladie du caoutchouc? Cela nous paraît possible et les expériences du docteur Maurel, de Toulouse, permettent de le croire. Avec de faibles quantités de sel mercuriel il a réussi à provoquer chez le lapin un coryza hydrargyrique tout à fait analogue à la stomatite mercurielle humaine, coryza dû à l'action nuisible du mercure sur la muqueuse nasale et la transformation en microbes virulents des microorganismes généralement inoffensifs des fosses nasales du lapin. La même chose peut se passer dans la bouche des porteurs de dentiers en vulcanite sous l'influence du mercure solubilisé par les fermentations. (Dans une de ses expériences M. Bruhat a constaté en 8 jours, sous l'influence des fermentations dues à des mucédinées dont l'action est moins énergique que celle des microbes de la bouche, une perte de substance de 0 gr. 10 dans une base en vulcanite, ce qui représente 0 gr. 03 de sulfure de mercure désagrégé et pouvant être solubilisé.) Si la dose en est faible elle se renouvelle constamment, à moins que des soins de propreté ne viennent entraver les fermentations. Cette proportion de sel mercuriel peut influencer les cellules épithéliales de la muqueuse buccale, impressionnées fâcheusement déjà par les produits acides habituels des fermentations microbiennes, alors que la salive est normalement alcaline, et expliquer ainsi les phénomènes observés ; les recherches de Bredig, de Robin, de Trillat, de Garrigou montrent l'action très énergique des métaux agissant sur les cellules de l'organisme, même à doses très faibles, pourvu que ces métaux soient dans un état extrême de division.

En somme, étant donnée la possibilité de la dissolution du colorant mercuriel sous l'influence des fermentations, on ne peut que recommander la suppression du vermillon dans la coloration des dentiers et l'on ne peut que se montrer surpris de voir couramment employé pour être maintenu dans la bouche continuellement, un corps que le Comité consultatif d'hygiène publique de France déclare toxique et dont l'usage est interdit même pour la coloration des jouets d'enfants, même pour la coloration des poupées en caoutchouc dans lesquelles le colorant est isolé à l'aide d'un vernis gras, parce que ces poupées peuvent se trouver accidentellement et momentanément en contact avec la bouche ; alors surtout que le dentiste peut constater la fréquence des accidents dus au port de semblables dentiers.

www.ingramcontent.com/pod-product-compliance
Ingram Content Group UK Ltd.
Pitfield, Milton Keynes, MK11 3LW, UK
UKHW021026200726
13857UKWH00004B/1612

9 782013 541855